AF310564

DE LA SIMPLIFICATION

DES

MÉTHODES DE TRAITEMENT

DES FRACTURES

DU MAXILLAIRE INFÉRIEUR

PAR LE

Docteur Claude MARTIN, de Lyon

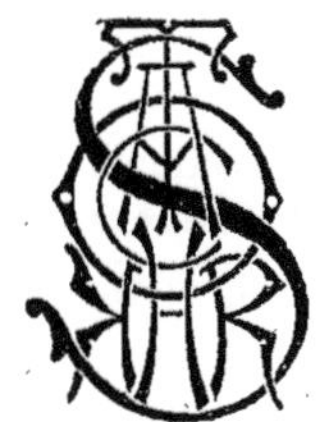

LYON

A. STORCK & Cie, IMPRIMEURS-ÉDITEURS

8, Rue de la Méditerranée, 8

—

1899

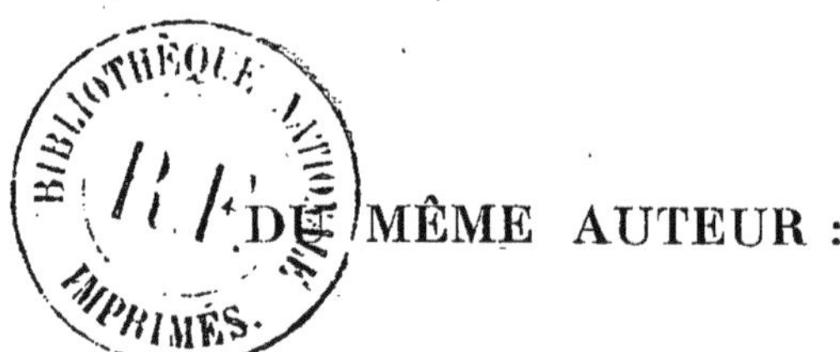

DU MÊME AUTEUR :

Nez artificiel (*Lyon Médical*, juillet 1876, novembre 1876, mars 1877, juin 1878).

Appareil prothétique pour un cas de lésion profonde de la face (*Lyon Médical*, décembre 1877).

Prothèse immédiate pour un cas de nécrose du maxillaire inférieur (*Lyon Médical*, juin 1879).

Lettres sur l'obturation des dents à l'aide de bâtons d'émail (*Progrès dentaire*, 1880).

De la trépanation des extrémités radiculaires des dents appliquée au traitement de la périostite chronique alvéolo-dentaire (abcès chronique). (Congrès d'Alger, 1881).

De l'anesthésie par le protoxyde d'azote avec ou sans tension suivi d'une notice sur la germination en présence du protoxyde d'azote sous pression (**Mémoire couronné par la Société nationale de Médecine de Lyon. Médaille d'or, 1883**).

De la prothèse immédiate dans la résection des maxillaires (**Mémoire couronné par l'Académie de Médecine**).

Paupière, œil artificiel (*Lyon Médical*, mars 1885).

Du traitement des fractures du maxillaire inférieur par un nouvel appareil (*Revue de Chirurgie*, novembre 1887).

Du traitement des fractures du maxillaire inférieur par un nouvel appareil (ouvrage orné de 61 figures, Paris, Félix Alcan, 1887).

Sur l'anesthésie prolongée et continue par le mélange de protoxyde d'azote et d'oxygène sous pression (méthode Paul Bert). (Académie des Sciences, 23 janvier 1888).

Note sur la prothèse immédiate dans la résection totale ou partielle du maxillaire inférieur (*Lyon Médical*, mai 1888).

Prothèse immédiate à la suite de résections partielles du maxillaire inférieur (*Lyon Médical*, octobre 1888).

De la prothèse immédiate appliquée à la résection des maxillaires. —
Rhinoplastie sur appareil prothétique permanent. — Restauration
de la face, lèvres, nez, langue, voûte et voile du palais. Préface de
M. le professeur Ollier. **Ouvrage couronné par l'Institut.**
Volume gr. in-8 de 440 pages avec 230 figures intercalées dans le
texte (Paris, 1889, G. Masson).

Contribution à l'étude des redressements et des restaurations du
maxillaire inférieur (*Lyon Médical*, 1892).

Des résultats éloignés de la prothèse immédiate dans les résections
du maxillaire inférieur (Paris, G. Masson, 1893).

Note sur l'enfoncement et l'élongation des dents (Mémoire présenté à
la Société nationale de Médecine de Lyon, 1894).

Réflexions sur quelques points relatifs à la prothèse immédiate (Société
des Sciences médicales de Lyon, 1894).

De l'élongation des dents appliquée au traitement de quelques cas
d'érosion dentaire (Lyon, 1895).

De la régénération osseuse sur appareil prothétique interne (Présen-
tation au Congrès de Chirurgie, 1897).

Réflexions sur l'organisation de l'art dentaire en France (1897).

De l'enseignement de l'art dentaire en France (1898).

Discours d'ouverture du Congrès dentaire de Lyon (1898).

Discours sur l'organisation de l'art dentaire (Congrès dentaire de
Lyon, 1898).

De l'emploi du caoutchouc dissous (Congrès dentaire de Lyon, 1898).

De la fabrication et de la pose des appareils de prothèse immédiate à
la suite des résections du maxillaire inférieur (Congrès dentaire de
Lyon, 1898).

Rhinoplastie sur charpente métallique (*Revue de Chirurgie*, 1899).

De la régénération osseuse sur appareil prothétique interne (*Archives
provinciales de Chirurgie*, 1899).

Sur une École dentaire à Lyon (1899).

DE LA SIMPLIFICATION

DES

MÉTHODES DE TRAITEMENT

DES FRACTURES

DU MAXILLAIRE INFÉRIEUR

PAR LE

Docteur Claude MARTIN, de Lyon

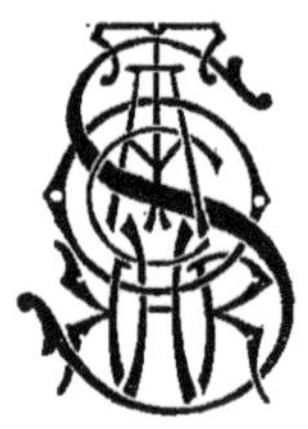

LYON

A. STORCK & Cie, IMPRIMEURS-ÉDITEURS

8, Rue de la Méditerranée, 8

1899

DE LA SIMPLIFICATION

DES

MÉTHODES DE TRAITEMENT

DES

FRACTURES DU MAXILLAIRE INFÉRIEUR

En 1887, j'ai fait connaître un nouvel appareil de contention appliqué aux fractures du maxillaire inférieur (1).

Dans mon mémoire, j'ai donné la description de cet appareil et exposé les résultats que j'avais obtenus par son emploi dans un grand nombre de ces fractures, et j'en rapportais une série de quarante-deux observations.

La principale qualité de l'appareil était de maintenir la fracture réduite, et ce résultat était obtenu au moyen d'un ressort qui en constituait l'élément essentiel. Par sa tension et son élasticité, il ramenait à leur place les fragments lorsque, du fait de la

---

(1) *Du traitement des fractures du maxillaire inférieur par un nouvel appareil* (Paris, Félix Alcan).

contracture musculaire et de la direction du trait de fracture, ils avaient de la tendance à se déplacer.

Le traitement des fractures du maxillaire par cet appareil nécessitait pendant les premiers jours une grande surveillance parce que les fragments se déplaçaient fréquemment. Je dis : pendant les premiers jours, car la contracture musculaire est à ce moment à son maximum. Mais, une fois celle-ci disparue, les fragments se maintenaient parfaitement coaptés. La réduction persistait d'ailleurs, malgré les mouvements de mastication, et ceux-ci, du reste, étaient facilités par la disposition des pièces qui composaient cet appareil.

Dans ces mouvements, les deux surfaces osseuses de la fracture venaient frotter l'une contre l'autre, et ce frottement détruisait les irrégularités des fragments, éliminait les petites esquilles et amenait ainsi une réduction parfaite.

Je dois dire cependant que, lorsque le trait de fracture simple ou double portait sur la partie postérieure du corps entre les molaires, j'éprouvais de grandes difficultés à maintenir les fragments réduits ; en effet, l'antérieur par son poids et par l'action des muscles abaisseurs ne restait pas au contact de la mâchoire supérieure, et, d'autre part, le ou les fragments postérieurs ne pouvaient être maintenus abaissés, attirés qu'ils étaient vers le haut par les muscles élévateurs trop puissants pour que leur action pût être annihilée par un ressort.

L'effort développé par ce ressort doit naturellement être limité, car une pression exagérée ne manquerait pas de provoquer des douleurs.

Ainsi donc, au début de l'application de mon appareil, j'ai eu à lutter contre de réelles difficultés, et si, dans des cas difficiles, j'ai pu obtenir de beaux succès, c'est grâce à la surveillance constante que j'exerçais auprès du blessé.

Par la suite, ma tâche devint plus facile lorsque j'eus mis à profit l'abaissement naturel des fragments postérieurs, dans le mouvement d'ouverture de la bouche que j'utilisai chez mes malades.

Déjà Malgaigne, Laborde, Cluzeau avaient fait la même remarque; mais ils n'en avaient tiré aucune application pratique.

Dans ma première monographie et dans plusieurs observations annexées à ce travail, j'avais signalé l'importance de ce fait d'observation et utilisé les conséquences thérapeutiques qui en découlent. Le présent mémoire n'a d'autre objet que d'attirer l'attention sur le traitement des fractures du maxillaire par l'*ouverture de la bouche* et les avantages de la mobilisation des fragments.

Lorsque parut le livre de M. Lucas-Championnière sur le traitement des fractures par le massage et la mobilisation, je fus frappé de voir combien les méthodes thérapeutiques que j'avais employées se rapprochaient de celles que cet éminent chirurgien venait de préconiser, et auxquelles j'avais été amené rationnellement par l'étude des faits cliniques. Et je tiens aujourd'hui à lui apporter l'appoint de mes observations qui, sans que je m'en doute, m'avaient conduit à des conclusions identiques aux siennes.

Actuellement, dans le traitement des fractures du maxillaire inférieur compliquées ou non, j'ai abandonné à peu près tout appareil externe, sauf la bande de caoutchouc. Je n'ai conservé des anciens appareils que la pièce buccale en métal, ou mieux en caoutchouc durci, qui offre une réelle supériorité et se travaille plus aisément. C'est un simple appareil de ce genre que j'ai appliqué chez le malade de l'observation quarante-deux de mon mémoire de 1887. Malgré l'existence d'un double trait de fracture, je me suis servi d'une pièce buccale simple. Je rappelle ce fait pour montrer que, déjà à cette époque, je m'étais affranchi des données classiques qui s'opposent formellement à la mobilisation des fragments. Il m'était arrivé bien souvent d'user par frottement réciproque les surfaces osseuses afin d'obtenir la réduction, mais jamais, je l'avoue, je n'avais érigé en principe cette ligne de conduite. Cependant, on peut lire dans mon premier mémoire (p. 80) :

« La présence d'esquilles entre les fragments, et la contraction musculaire exagérée d'origine réflexe peuvent empêcher la coaptation. En pareil cas, le chirurgien ne doit pas s'obstiner et la règle de conduite est d'attendre. D'ici là, il est indiqué de *mobiliser le plus possible les fragments* pour prévenir une consolidation trop prématurée qui ne pourrait être que vicieuse. »

Je donnais le conseil d'attendre parce que je croyais que c'était l'établissement de la suppuration qui faisait disparaître la contracture musculaire réflexe ; je n'avais pas vu alors que c'était la mobilisation des fragments qui activait ce phénomène ; j'avais seulement remarqué que la mobilisation pratiquée pendant les premiers jours jusqu'à la cessation de la contracture était un moyen de réduction, et que cette pratique n'était nullement un temps perdu, soit pour la cessation de la douleur, soit pour la consolidation.

La douleur, en effet, persiste tant que la réduction n'est pas obtenue et le meilleur de tous les moyens pour arriver à ce dernier résultat, c'est certainement la mobilisation et le massage.

Je ne confonds pas les deux procédés, et j'estime que leur emploi simultané est ce qu'on peut désirer de mieux. Mais le massage n'est pas toujours possible, par exemple dans les cas de fracture avec plaie, tandis qu'on peut presque toujours saisir les fragments par leur bord supérieur pour faire la mobilisation. Je donne cependant la préférence à cette dernière, parce que, grâce à l'usure des rugosités et à l'élimination des esquilles, la coaptation se fait plus rapidement. Elle peut être pratiquée dès le début, et l'on obtient, avec la réduction, les précieux résultats qu'elle comporte : cessation définitive des douleurs, disparition rapide de l'œdème et des phénomènes inflammatoires, absence d'œdème secondaire. Les fragments coaptés n'ont plus de tendance à se déplacer, partant, plus d'excitation, plus de contracture musculaire réflexe. N'est-il pas naturel que, dans ces conditions, la consolidation se fasse rapidement et en bonne position?

La réunion en bonne position doit être parfaite : elle ne saurait souffrir d'à peu près. Il faut absolument que l'arcade dentaire revienne à sa forme primitive, sinon la mastication sera défectueuse et le malade en souffrira.

La mobilisation, en faisant cesser les douleurs, en activant la réduction de la fracture et sa consolidation, permet donc d'obtenir la simplification des appareils, et même, dans certains cas encore assez nombreux, de les supprimer. En effet, si les fragments peuvent, étant au repos, se maintenir réduits, il est facile de comprendre qu'il faut bien peu de chose pour les maintenir dans la même position lorsque la mâchoire sera en mouvement.

Dans ces conditions, la ligature des dents, faite avec tous ses ménagements, sera bien souvent un moyen de contention suffisant, surtout dans les fractures simples, et alors même que celles-ci présentaient, avant la réduction, un grand déplacement. Je crois devoir à ce propos rappeler certains points de technique que je considère comme très importants. Il faut d'abord pour éviter toute inflammation que les fils employés pour la ligature n'arrivent pas au contact de la gencive, et pour cela, il serait bon d'utiliser l'appareil que j'ai préconisé, dans mon

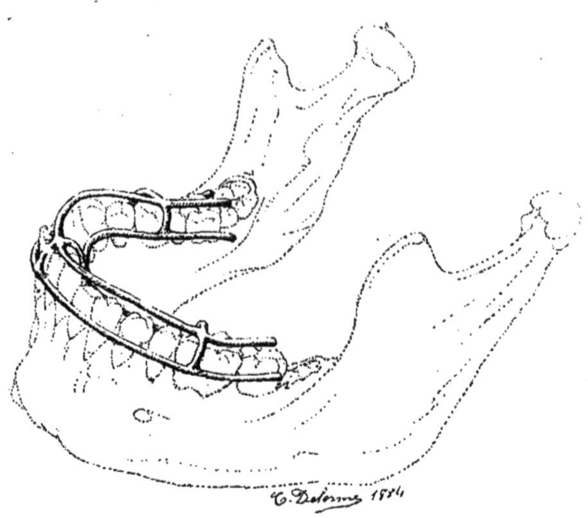

premier mémoire (*fig. 36,* p. 77). Si l'on ne dispose pas d'un de ces appareils, on pourra utiliser de petites lames de fer-blanc, de zinc, de fil de fer, qui seront placées à cheval sur un certain nombre de dents. Le fil de ligature sera placé alors par-dessus ces lames, dont les extrémités doivent descendre à quelques millimètres au-dessous du fil. Une fois la ligature terminée, il suffira de replier ces lames assez haut pour que les fils ne puissent atteindre la gencive. La ligature des dents peut être suffisante lors même que le trait de fracture porterait au niveau des molaires. Il suffit que le fragment postérieur offre un point d'appui pour qu'on puisse faire abaisser ce fragment, constamment attiré en haut par les muscles élévateurs.

C'est dans ces cas que l'usage de l'attitude « *bouche ouverte* » peut être d'une grande utilité.

La suture osseuse peut être aussi utilisée comme moyen de contention.

Enfin on peut encore avoir recours au procédé suivant. Une petite plaquette métallique percée d'un trou à chaque extrémité est disposée parallèlement au rebord alvéolaire, de manière que chaque extrémité recouvre un des fragments.

Cette plaquette est alors fixée par des vis pénétrant par les trous dans le tissu osseux.

On aura soin, bien entendu, de faire pénétrer les vis dans l'espace compris entre les racines, pour ne pas atteindre la vitalité des dents, et de les placer suffisamment haut pour éviter la lésion du nerf dentaire, ce qui occasionnerait des douleurs.

J'ai insisté plus haut sur les difficultés qu'on éprouve à maintenir le fragment postérieur abaissé et réduit. Plus il est court, plus la difficulté est considérable, quel que soit, d'ailleurs, l'appareil employé. Mais si l'on profite de l'abaissement spontané de ce fragment qui se produit lorsque la bouche est ouverte, et si l'on maintient cet abaissement, on voit que la fracture se réduit d'elle-même.

Il suffira donc de maintenir cette attitude pendant

un temps suffisant pour obtenir une consolidation parfaite et en bonne position. Ce fait d'observation a une importance capitale, car c'est grâce à lui que j'ai pu réaliser la simplification des méthodes de traitement des fractures du maxillaire.

Supposons un malade atteint de fracture à deux fragments du maxillaire inférieur : si nous faisons ouvrir la bouche, le fragment postérieur s'abaisse de lui-même et vient se placer à peu près au niveau du fragment antérieur. La fracture s'est pour ainsi dire réduite spontanément.

Plaçons alors un coin de bois, de liège ou de toute autre matière entre ce fragment postérieur et la mâchoire supérieure, la fracture restera réduite et il suffira de laisser cet obstacle au rapprochement des mâchoires pendant un temps assez long pour voir la consolidation se faire dans cette position.

Cette simple vue théorique constitue, en pratique, une méthode de traitement d'une grande valeur, et je l'ai utilisée avec un plein succès depuis dix ans.

Il est bien évident que, le malade ne pouvant s'alimenter dans cette position, le coin devra être enlevé pendant les repas. Il est bon de l'enlever également de temps en temps pour faire reposer le malade, mais on le fera le moins possible au début.

Plus tard lorsque les fragments n'ont plus de tendance au déplacement et qu'ils commencent à être unis par des adhérences fibreuses, on pourra se départir un peu de cette rigueur, mais le plus souvent

le malade s'est habitué au port du coin et ne demande
pas à en être débarrassé.

Il n'en est pas de même de la bande de caoutchouc
servant de mentonnière: celle-ci, de 5 centimètres au
plus de large, doit être portée constamment, et
déborder un peu le menton en avant.

Elle est absolument nécessaire dans tous les cas
de fracture, même celles qui n'offrent pas de déplacement. Cette bande, en effet, soulève les fragments
antérieurs pendant le mouvement de l'ouverture de
la bouche et tend à ramener ceux-ci au niveau des
fragments postérieurs que maintiennent abaissés les
coins interdentaires. C'est à la régularisation de ce
double mouvement : abaissement du fragment postérieur, élévation de l'antérieur, qu'on devra porter
toute son attention. Le résultat final en dépend.

D'autre part, pendant le repas, lorsque les coins
seront enlevés, la bande de caoutchouc maintiendra
le fragment antérieur appliqué contre la mâchoire
supérieure. Elle remplira, pour ce fragment, le rôle
que les muscles élévateurs jouent pour le fragment
postérieur.

La guérison sera d'autant plus rapide que le blessé
sera plus docile, évitera de parler, et s'astreindra à
ne faire exécuter à la mâchoire inférieure que le mini-
mum de mouvement nécessaire à son alimentation.

Il est bien entendu que ces résultats ne peuvent
être obtenus qu'au bout de quelques jours, et seulement lorsque les fragments n'ont plus de tendance

aux déplacements, ce qu'on obtient par la mobilisation et le massage.

Mais le traitement des fractures du maxillaire inférieur sans le secours d'appareils exige, de la part du malade, une volonté et une docilité qu'on rencontre rarement. Il faudra en venir alors à l'emploi de la pièce buccale qui sera, je crois, toujours suffisante. Cette pièce est également indispensable dans les fractures multiples, et, en général, dans tous les cas difficiles.

En chirurgie d'armée, dans les ambulances de deuxième ligne, on pourra se servir avec avantage de la gouttière garnie de gutta-percha que j'ai décrite

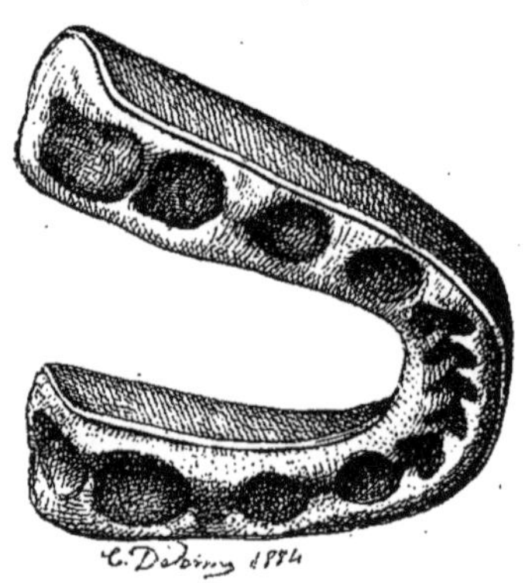

dans mon premier mémoire (*fig. 34,* p. 73). On choisira une gutta un peu moins molle que la gutta pure : celle dont se servent les dentistes est, je crois, suffisante parce que, grâce à la mobilisation, les fragments n'ont plus de tendance à se déplacer.

Mais, quelque soin qu'on y apporte, une telle pièce ne vaudra jamais la gouttière en tôle d'acier ou plutôt en caoutchouc durci que pourra confectionner un dentiste.

Cette dernière est encore, en effet, le meilleur appareil. Elle sera facilement fabriquée par tous les praticiens. Elle doit être vulcanisée sur le modèle en plâtre qu'on aura eu soin de bien parer, tout en accentuant légèrement les interstices des dents.

Si l'on éprouvait quelque difficulté à mettre en place la gouttière, il suffirait de la plonger une minute dans l'eau chaude ou de la passer légèrement au-dessus de la flamme d'une lampe à alcool et de l'appliquer encore tiède ; elle entrera alors très facilement.

Le choix du caoutchouc à employer n'est pas indifférent : le caoutchouc pur, c'est-à-dire qui ne contient pas de matières colorantes, est de beaucoup préférable.

Il permet d'obtenir, sous un plus petit volume, des gouttières bien plus solides et plus élastiques, et de faire une pièce assez mince pour qu'on puisse, grâce à son élasticité, la mettre en place sans difficulté et sans qu'il soit besoin de la ramollir par la chaleur. C'est là un avantage extrêmement précieux. car le malade doit pouvoir enlever et remettre seul son appareil pour le nettoyer aussi souvent qu'il est nécessaire.

Il arrive parfois que la fracture est très compliquée,

que les fragments en sont nombreux, ou trop petits pour être maintenus en place par la gouttière.

Dans ces cas, lorsque tous les fragments sont bien mobiles, qu'ils n'ont que peu de tendance au déplacement, on commencera par les faire rentrer dans la gouttière à leurs places respectives. On coupe alors une bande de métal : platine ou tôle étamée, de 3 à 4 millimètres de largeur, et d'une longueur suffisante pour déborder sur le fragment postérieur et le fragment antérieur en recouvrant tous les fragments intermédiaires.

Cette bande est percée de trous destinés à laisser passer des vis de fixation. Ces trous sont disposés de telle façon que les deux extrêmes correspondent aux fragments antérieur et postérieur, et les intercalaires aux fragments intermédiaires.

Il doit y avoir au moins un trou par fragment.

Une fois les vis mises en place et serrées, tous les fragments seront fixés, maintenus en outre par la gouttière et la bande élastique extérieure.

On peut parfois se trouver en présence de fragments nombreux et disposés de telle façon qu'il est impossible de les fixer directement. Voici la ligne de conduite que j'ai adoptée dans une fracture de ce type, produite par un coup de feu. La première bande de métal est fixée parallèlement au rebord alvéolaire sur le fragment antérieur et sur le fragment postérieur. Cette lame est alors réunie à la gouttière par de petites bandes métalliques plus ou moins perpendiculaires qui sont fixées à la fois à la gouttière et à la lame. On obtient ainsi un treillis qui maintient très bien tous les fragments intermédiaires.

Il est bien évident que ce dispositif rend la gouttière inamovible jusqu'à la consolidation complète ; aussi, comme dans ces cas la guérison est longue, on voit la plus grande partie de ces bandes se recouvrir de bourgeons charnus sous lesquels elles disparaissent ; mais cette prolifération des tissus n'apporte pas un grand obstacle à l'enlèvement de l'appareil.

On exagérera seulement les soins de propreté de la bouche qui sont d'ailleurs de mise dans toutes les fractures des maxillaires. Grâce à ces lavages fréquents de la cavité buccale, je n'ai jamais eu un seul accident septique chez les nombreux malades qui m'ont été confiés.

Pour terminer cette étude, il me reste à dire un mot des fractures isolées du condyle.

Cette fracture passe très souvent inaperçue lorsqu'il reste un nombre suffisant de molaires pour empêcher le déplacement dans le sens vertical ; mais si les dents du côté de la fracture ont disparu, la branche montante est attirée en haut et parfois en arrière. Ce déplacement modifie complètement l'articulation des dents restantes, ce qui entraîne une gêne considérable de la mastication.

De plus, le menton se trouvant reporté du côté de la fracture, il en résulte une asymétrie faciale assez sensible. Pour parer à ces graves inconvénients et ramener le tout en ordre, il suffira de rétablir la hauteur et la continuité de l'arcade dentaire au moyen de pièces artificielles, et si on a soin de mobiliser souvent la mâchoire inférieure, on obtiendra rapidement la guérison en bonne position, soit par soudure osseuse, soit par pseudarthrose.

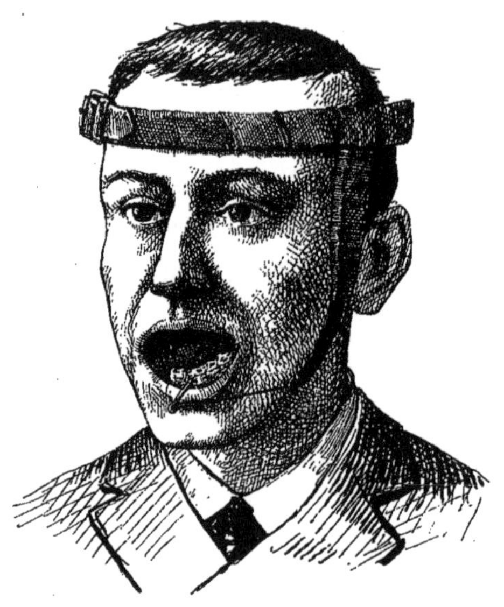

Mais il y a des cas rebelles où la déviation du menton persiste malgré ce traitement. Il faudra alors appliquer le plus tôt possible le traitement que j'ai indiqué dans mon travail sur la prothèse immédiate, pour ramener en dehors le fragment attiré en dedans après la résection d'une partie de la branche

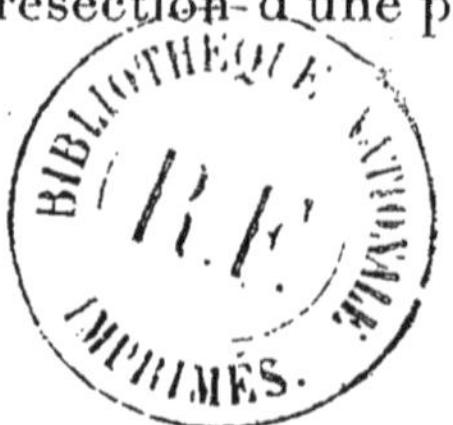

horizontale de la mâchoire inférieure (1). L'appareil à employer consiste :

1° En une pièce buccale à laquelle est fixée une tige métallique terminée par un anneau. Cette tige s'attache à la pièce buccale sur la ligne médiane au niveau des incisives inférieures et fait, en dehors de la bouche, une saillie de 3 centimètres ;

2° D'une courroie qui ceinture la tête comme une couronne. Sur cette courroie est fixée, du côté opposé à la fracture, au niveau de la région temporale, une autre tige métallique descendant verticalement jusqu'au niveau de la bouche. L'extrémité inférieure de cette tige se recourbe en avant et se termine par une encoche. Il suffit de tendre, entre cette encoche et l'anneau de la pièce buccale, un fil de caoutchouc pour obtenir une traction continue qui attire en dehors le maxillaire dévié.

Une fois la consolidation terminée, l'asymétrie faciale aura complètement disparu.

Cet appareil sera indiqué aussi dans les fractures du corps du maxillaire avec projection du menton d'un côté ; je l'ai utilisé avec succès complet, dans un cas de fracture du maxillaire consécutive à une nécrose syphilitique de cet os. Le malade a porté son appareil pendant tout le temps nécessaire à la régénération osseuse et la consolidation s'est faite en bonne position.

(1) *De la prothèse immédiate dans les résections des maxillaires* (Paris, G. Masson).

Je résumerai de la façon suivante les données thérapeutiques que j'ai exposées au cours de ce mémoire.

Dans toutes les fractures du maxillaire, on doit faire la mobilisation des fragments qui est toujours possible, et y combiner le massage, s'il est praticable. C'est le meilleur moyen de faire cesser la contracture musculaire et d'obtenir la réduction, ce qui supprime les douleurs.

Dans les fractures simples, le maintien prolongé de l'attitude *bouche ouverte*, au moyen de coins placés entre les deux mâchoires pendant que le fragment antérieur est soulevé par une bande de caoutchouc en forme de fronde, suffira le plus souvent, chez les malades dociles, pour obtenir la réduction et la consolidation.

Le schéma suivant fera mieux comprendre ma pratique dans les diverses variétés de fracture.

A. — FRACTURE UNIQUE

1° Fracture médiane ; pas de tendance aux déplacements.

Traitement : simple fronde en caoutchouc.

2° Fracture latérale, le fragment postérieur tend à s'élever et cela d'autant plus que le trait de fracture est plus reculé.

Traitement : coin interdentaire du côté blessé entre le fragment postérieur et la mâchoire supérieure. Fronde en caoutchouc.

B. — FRACTURE DOUBLE

1° Un trait de fracture à droite, le second à gauche ; le fragment intermédiaire, plus ou moins médian, tend à s'abaisser.

Traitement : coin intermédiaire bilatéral. Fronde en caoutchouc.

2° Les deux traits de fracture sont situés du même côté ; le fragment moyen est latéral, le postérieur s'élève.

Traitement : coin interdentaire du côté de la fracture et exceptionnellement des deux côtés. Fronde.

C. — FRACTURE MULTIPLE

S'inspirer des données précédentes.

Dans les fractures combinées du corps du maxillaire et du condyle, on emploiera à la fois les procédés thérapeutiques exposés pour chacune de ces variétés.

Lorsque ces procédés seront insuffisants, on pourra recourir soit à la ligature des dents qui suffira souvent, soit à la suture osseuse, soit à la fixation des fragments au moyen de lames de métal croisant les traits de fracture et vissées sur tous les fragments.

Lorsqu'on a à traiter des malades indociles, on est souvent obligé d'adjoindre aux coins interdentaires l'emploi d'une pièce buccale qui sera suffisante dans tous les cas.

Dans ma pratique, j'utilise toujours la gouttière en caoutchouc durci, car il ne faut guère compter sur la docilité des malades, et la pièce buccale dispense d'une surveillance rigoureuse qu'il est souvent difficile d'exercer.

En outre, l'usage de la gouttière garantit d'une façon absolue le rétablissement parfait de l'articulation des dents.

Dans toutes les fractures, le port de la mentonnière s'impose absolument. Cependant l'application de celle-ci présente quelques inconvénients dans les fractures à fragments multiples. La pression de la bande sur la face externe du ou des fragments intermédiaires détermine, soit un mouvement de rotation de ces fragments portant le bord inférieur en dedans si le bord supérieur est maintenu en place, soit une projection totale de ces fragments en dedans s'ils sont complètement libres. On remédiera à cet inconvénient en interposant entre le menton et la bande de caoutchouc une petite planchette garnie de coton ou de compresses et suffisamment longue pour déborder de chaque côté le bord inférieur du maxillaire.

La bande sera ainsi maintenue à une certaine distance de la face externe des fragments, et par conséquent ne pourra déterminer aucune déviation de ceux-ci.

Dans le cas où le malade se présente à l'observation avec une fracture commençant à se consolider, on devra d'abord rompre chirurgicalement les adhérences vicicuses et appliquer seulement alors le traitement.

Dans les fractures d'un condyle avec asymétrie faciale non corrigeable par un dentier, on pourra se servir de l'appareil à traction continue que j'ai utilisé dans les résections du maxillaire pour attirer en dehors le fragment projeté en dedans; le même appareil pourra servir au redressement des fractures du corps du maxillaire avec projection latérale du menton.